MÉTHODE

OU

AGENDA

NÉCESSAIRE pour les personnes qui auront recours aux remèdes du

DOCTEUR LAMBERT.

DEMEURANT Cour des Fontaines, N°. 1112, Palais dn Tribunat, l'escalier à droite, au coin de la cour, en entrant par la rue des Bons-Enfans.

« *Tout consiste dans la manière.* »

PARIS,

1802.

LES personnes malades et attaquées
de maux d'estomac, ou affaiblies par
une quantité de médicamens, ou in-
commodées par d'autres causes, en
prendront une cuillerée à bouche
tous les deux jours, depuis l'âge de 3o
ans jusqu'à 6o ; mais, depuis l'âge de
6o jusqu'à l'âge le plus avancé, on en
prendra une cuillerée tous les jours
le matin à jeun , et on ne déjeûnera
qu'une heure après.

Après l'usage de cet élixir pendant
douze à quinze jours , et lorsque l'estomac sera fortifié et la digestion parfaite ou la santé bien rétablie , les personnes de 3o à 6o ans , qui voudront
s'entretenir en bonne santé, n'en prendront qu'une cuillerée tous les quatre
jours en hiver, et en été tous les huit

jours. De 60 à 70 ans, une cuillerée tous les deux jours en hiver, et en été tous les quatre jours. De 70 jusqu'à 80 et plus, on en prendra tous les jours une cuillerée dans l'hiver, et tous les trois jours en été.

Les enfans n'en feront point usage jusqu'à 20 ans, lorsqu'ils n'auront ni maladie, ni incommodité ; mais ceux qui auraient des indispositions d'estomac, faiblesse de tempéramment ou autre cause, il serait bon de leur en donner une demi-cuillerée à café, mêlée avec une cuillerée à bouche de sirop de guimauve, pour leur rendre l'élixir plus agréable, mais seulement depuis l'âge de 3 ans jusqu'à l'âge de 8 à 9, tous les quatre jours.

Pour ceux de 10 à 15, une cuillerée à café, mêlée avec une cuillerée à bouche de ce même sirop, et en prendre tous les trois jours jusqu'à ce que l'estomac soit parfaitement rétabli ; ceux de 15 à 20 en useront de même : il est pour les deux sexes.

(5)

Les personnes de 20 à 30 en prendront une cuillerée à bouche tous les cinq jours en hiver, et tous les sept jours en été.

Si un enfant avait acquis d'une nourrice quelque vice vénérien, scorbutique, ou dartreux, ou humeur froide, il en ferait usage pendant un mois comme pour l'estomac; et après un mois, il en prendrait tous les quatre jours, été comme hiver, toujours avec le sirop de guimauve mêlé, et continuerait cet usage jusqu'à parfaite guérison. On peut suivre cette règle depuis l'enfance jusqu'à 30 ans.

S'il existait plaies ou ulcères, ou dartres vives ou rongeantes, ou humeurs froides en suppuration, il faudrait avoir recours à L'ONGUENT LAMBERT, et en mettre sur les parties affligées une plâtre de peau fine ou de linge fin.

Si les plaies étaient profondes, on les remplirait avec de la charpie, mêlée dudit onguent, et une emplâtre par-dessus. Chaque fois que l'on

pansera la plaie , on jettera la charpie et on en remettra de la nouvelle ,
toujours mêlée d'onguent. Si la suppuration n'était pas abondante , le
même emplâtre pourrait servir deux
fois en l'essuyant et le chauffant un
peu pour amollir l'onguent, afin qu'il
s'applique mieux sur la plaie. Mais, si
la suppuration était abondante , on
jetterait l'emplâtre chaque fois qu'on
le lèverait, et cela deux fois par jour.
Il ne faut pas oublier de panser la
plaie chaque fois avec un tiers de
vin et deux tiers d'eau mêlés ensemble
et un peu tièdes.

S'il y avait tumeur (de quelqu'es-
pèce que ce fût) et qu'elle eût disposi-
tion à la suppuration , on poserait un
emplâtre dudit onguent dessus. Alors
le même emplâtre peut rester quatre
jours, lorque la tumeur n'est point en
suppuration ; mais quand l'onguent
aura ouvert la tumeur et que la suppuration sera bien établie , on continuera toujours l'onguent , qui facili-

tera une douce suppuration tant qu'il sera dessusetqu'il existera une humeur viciée dans l'intérieur ; cela évitera les souffrances au malade ; car les tumeurs en suppuration exigent le même pansement que pour les plaies mentionnées ci-devant. Le même onguent mûrit la tumeur, facilite la suppuration, attire les humeurs, rend les plaies vermeilles et les cicatrise en peu de jours. En suivant cette marche, on est certain de se guérir des maladies tant internes qu'externes, avec l'élixir pour l'intérieur et l'onguent pour l'extérieur. Ainsi les cancers, les chancres cancereux les plus gangrénés, et généralement dans tous les cas où il faudrait faire amputation de membre, ne résisteront pas à la vertu de L'onguent Lambert. De nombreuses expériences le prouvent de reste.

MÉTHODE nouvelle pour le traitement des maladies vénériennes par le moyen de L'ELIXIR VITAL et souverain, avec la manière de se l'administrer soi-même (a).

UN jeune homme de 16 à 25 ans, attaqué de maladie vénérienne, prendra une cuillerée dudit élixir tous les jours le matin, demie-heure avant de déjeûner. Une demoiselle aussi, de 16 à 25 ans, en prendra une cuillerée tous les deux jours, aussi demie-heure avant le déjeûner. Les hommes depuis 25 jusqu'à 80 et plus, en prendront tous les jours deux cuillerées, une le matin demie-heure avant déjeûner, et une le soir, de suite après souper.

Une dame n'en prendra qu'une le matin, comme il est dit ci-dessus.

Pour une maladie toute récente, il

suffira de prendre l'élixir pendant six à sept semaines, pour obtenir guérison parfaite; mais pour les maladies anciennes, il faudra faire usage de cet élixir au moins deux mois ou deux et demi, pour celles qui datent de 15 ou 20 ans de durée et qui ont passé plusieurs fois par le mercure; peut-être même faudra-t-il trois mois ou trois et demi avant d'obtenir une parfaite guérison.

Pour ce qui regarde les symptômes extérieurs, comme chancres, pustules, rhagades, phimosis, exostoses, etc., on les pansera avec L'onguent Lambert, comme il est prescrit à l'article des plaies.

Pour les phimosis, il faut introduire de la charpie, mêlée dudit onguent, à l'entrée du prépuce, le plus avant possible, et bien recouvrir le chancre qui forme le phimosis, avec de l'onguent, pour adoucir le chancre et rendre plus de souplesse au prépuce, et ensuite introduire une plus grande

A 5

quantité de charpie, toujours mêlée avec l'onguent, et faire des injections entre le prépuce et le gland, avec du lait tiède ou avec une décoction de racine de guimauve, et faire prendre des bains à la verge dans du lait tiède ou dans la susdite décoction, jusqu'à ce que le prépuce soit rendu dans son état naturel.

Si, dans un écoulement vénérien, il y avait une érection et en urinant, on ferait des injections dans le canal avec du lait tiède ou avec la décoction ci-dessus mentionnée, et on ferait prendre des bains à la verge avec de l'eau tiède seulement ou même de l'eau froide, faute d'autre.

Si l'écoulement était tombé dans les bourses et que l'engorgement fût considérable, avec forte inflammation et dureté aux testicules, et avec douleur, il faudrait faire une saignée de suite et prendre deux bains par jour, chacun d'une heure, et mettre un cataplasme sur les parties, fait avec la racine de guimauve , la mauve , la poirée , le senneson , la farine de graine de lin , ou bien avec cette farine la mie de pain et le lait, si l'on ne peut faire autrement. Quand l'inflammation sera dissipée, ainsi que la tension et la douleur légère, on en viendra au cataplasme résolutif, fait avec les quatre farines résolutives, la feuille de mauve , la fleur de sureau , la rose de Provins et le plantin. On continuera jusqu'à ce que la tumeur soit dissipée. Si dans le commencement la douleur était moins violente et l'inflammation moins forte , les testicules moins dures, on éviterait la saignée, et on se contenterait des bains et des cataplasmes.

Une dame qui sentira quelque douleur dans le vagin, y fera des injections avec une seringue à matrice.

Ces injections doivent être composées de racine de guimauve, feuille de mauve , morelle , et d'une tête de pavot. On fera ces injections deux fois par jour , après s'être bien lavé avec l'eau tiède ou décoction tiède d'herbes émollientes.

A l'égard des bubons vénériens qui viennent sous le col et sous les aisselles , et des poulains qui viennent aux aînes , souvent à une seule , on doit les abandonner à la nature jusqu'à ce qu'ils ne soient plus douloureux , et ensuite mettre dessus des cataplasmes émolliens , prescrits pour l'inflammation des bourses.

Le premier cataplasme est pour la nuit seulement ; mais pour le jour, on mettra des emplâtres de L'onguent Lambert.

Ceux qui ne pourront se procurer ces cataplasmes , mettront ledit onguent pour le jour et la nuit ; et le même emplâtre peut servir quatre à cinq jours.

Sans aucune incision , l'onguent seul fera percer et mettra en suppuration toutes ces tumeurs : c'est toujours le même pansement pour toutes sortes de tumeurs.

Toutes les plaies qui proviennent d'un vice vénérien , sur quelque partie du corps que ce soit, même au nez ou à l'extérieur de la bouche ou aux oreilles , seront pansées de même qu'à l'article des plaies. Pour la bouche , on en mettra sur du taffetas d'Angleterre; on pourra mettre aussi dudit onguent sur les crêtes , les poireaux , les mûres , les fraises , les choux-fleurs , etc. Tous ces symptômes se dissiperont ; mais ils seront plus longs à guérir.

Toutes les personnes qui feront usage de l'ELIXIR VITAL pour les maladies vénériennes , prendront un grand verre , qui tiendra au moins un bon quart de la pinte , et y mettront deux cuillerées à bouche de sirop de guimauve; puis on le remplira d'eau qu'on mêlera bien avec le sirop , et on le boira un quart d'heure après la cuillerée d'ÉLIXIR ; et on fera la même chose chaque fois que l'on prendra l'ÉLIXIR.

Les enfans prendront moitié d'un grand verre et à l'eau froide. Cette boisson ne se prend , après l'ÉLIXIR , que pour les maladies vénériennes ; car , pour toute autre indisposition , maux d'estomac, etc. , on ne prendra rien après cet ÉLIXIR.

LA tisanne suivante est préférable au sirop de guimauve. Prendre une racine de guimauve , une pincée de feuilles de chicorée sauvage , faire bouillir dans une pinte d'eau la racine susdite , pendant une demie-heure , et ensuite mettre la chicorée bouillir avec elle un demi-quart-d'heure ; et, après chaque cuillerée d'ÉLIXIR , prendre un verre et demi de cette tisanne , demie heure après l'élixir , avec un peu de sucre si on veut , afin de rendre la tisanne plus agréable.

Seconde méthode pour le traitement des maladies vénériennes.

CETTE seconde méthode est très-connue dans Paris et dans les principales villes de France par ses grands succès, et par les cures inouies qu'elle a opérées, principalement sur des malades abandonnés par les plus grands médecins et les plus renommés.

Cette méthode consiste dans l'extrait végétal et les dépurans : elle est souveraine pour les maladies vénériennes ; mais ses grandes vertus ne sont propres que pour ces sortes de maladies.

Manière de s'administrer soi-même l'EXTRAIT VÉGÉTAL et les dépurans.

ON commence par l'extrait végétal. On en met la grosseur d'une noisette dans une bouteille de pinte de Paris, remplie d'eau de fontaine ou de rivière ; si l'on n'avait que de l'eau de puits, il faudrait la faire bouillir. Le pot d'extrait végétal doit durer.

jours ; on en prendra une bouteille par jour ; une demie-heure après avoir mis l'extrait dans la bouteille , on pourra s'en servir , savoir : de la moitié le matin à jeun , un verre un quart-d'heure avant dîner , et le reste de la bouteille le soir , un moment avant de se coucher.

On prendra toujours le matin les bols dépurants , avant le premier verre de la boisson susdite , et le soir les mêmes bols , avant de prendre le reste de la bouteille.

Un enfant, qui aurait acquis d'une nourrice un vice vénérien, ne prendra que le quart de la bouteille d'extrait végétal par jour.

A l'égard des Dépurants, je les laisse en blanc pour marquer à chaque personne la dose nécessaire. On prendra les Dépurants le matin à jeun (par jour); le matin à son lever; et   le soir en se couchant. Ce sera pour les vingt premiers jours; ensuite on en prendra   par jour; le matin à son lever; et le soir à son coucher. Il faut toujours prendre le premier verre de la boisson de suite après les bols, et prendre les bols tous les jours, c'est-à-dire qu'on les prendra pendant   jours.

Après ce terme on fera usage, pendant huit jours, de l'ELIXIR VITAL, comme il est prescrit ci-devant à l'article des maladies vénériennes. Le temps nécessaire pour obtenir guérison parfaite des maladies vénériennes , est le même qui est indiqué à l'article de l'ELEXIR , pour le vénérien.

Ceux qui sont dans l'usage de souper , prendront les bols dépurants un quart-d'heure avant souper , et de suite , après les bols , un verre de la boisson.

Ceux qui ne soupent point , ne prendront les bols dépurants et le reste de leur boisson qu'un quart-d'heure avant de se coucher , et toujours de suite après lesdits dépurants.

Le traitement n'empêchera point les malades de vaquer à leurs affaires , et ne les priveront nullement de la société. Ils pourront se guérir à l'insçu de tout le monde ; et ils peuvent compter sur la parfaite discrétion et l'extrême délicatesse du médecin.

Régime à observer pour les maladies vénériennes et scorbutiques.

On se privera de toute viande noire , de pâtisserie , de fromage , de cochon frais et salé , et de tout ragoût où il y en entre. Les haricots , pois et lentilles , tous les poissons salés , le café , les liqueurs , l'eau-de-vie sont aussi interdits.

Enfin , on s'abstiendra de toute salade et de petites raves.

On fera usage de viandes fraîches de boucherie , de poisson frais de mer ou de rivière non frits, de racines cuites , légumes tendres , herbages de la saison : on peut aussi manger des fruits , sur-tout des fondans , pourvû qu'ils soient bien mûrs.

On mangera des soupes au riz , d'avena et aux herbes. On pourra aussi boire du vin aux trois quarts ou aux deux tiers d'eau ; de la bière avec un quart d'eau. On permet aussi les bavaroises, l'orgeat, ainsi que le lait, s'il n'incommode pas, de même que les figues, le raisin, les cerises et les fraises.

Si on aime le chocolat, on pourra en prendre une demie tasse le matin.

(a) *Note essentielle.* On voit par ce petit *Imprimé* que je ne donne point l'*Elixir vital* à tout le monde indistinctement pour la *Maladie Vénérienne* ; je ne l'administre qu'aux personnes à qui il convient plus spécialement. Cet *Elixir* est infiniment plus commode, et il est aussi beaucoup plus cher ; d'ailleurs il a une grande efficacité dans plusieurs autres maladies ; et dans tous les cas, je garantis aux malades leur parfaite guérison, quelques soient leur choix ou leurs moyens dans les remèdes que j'annonce.

FIN.

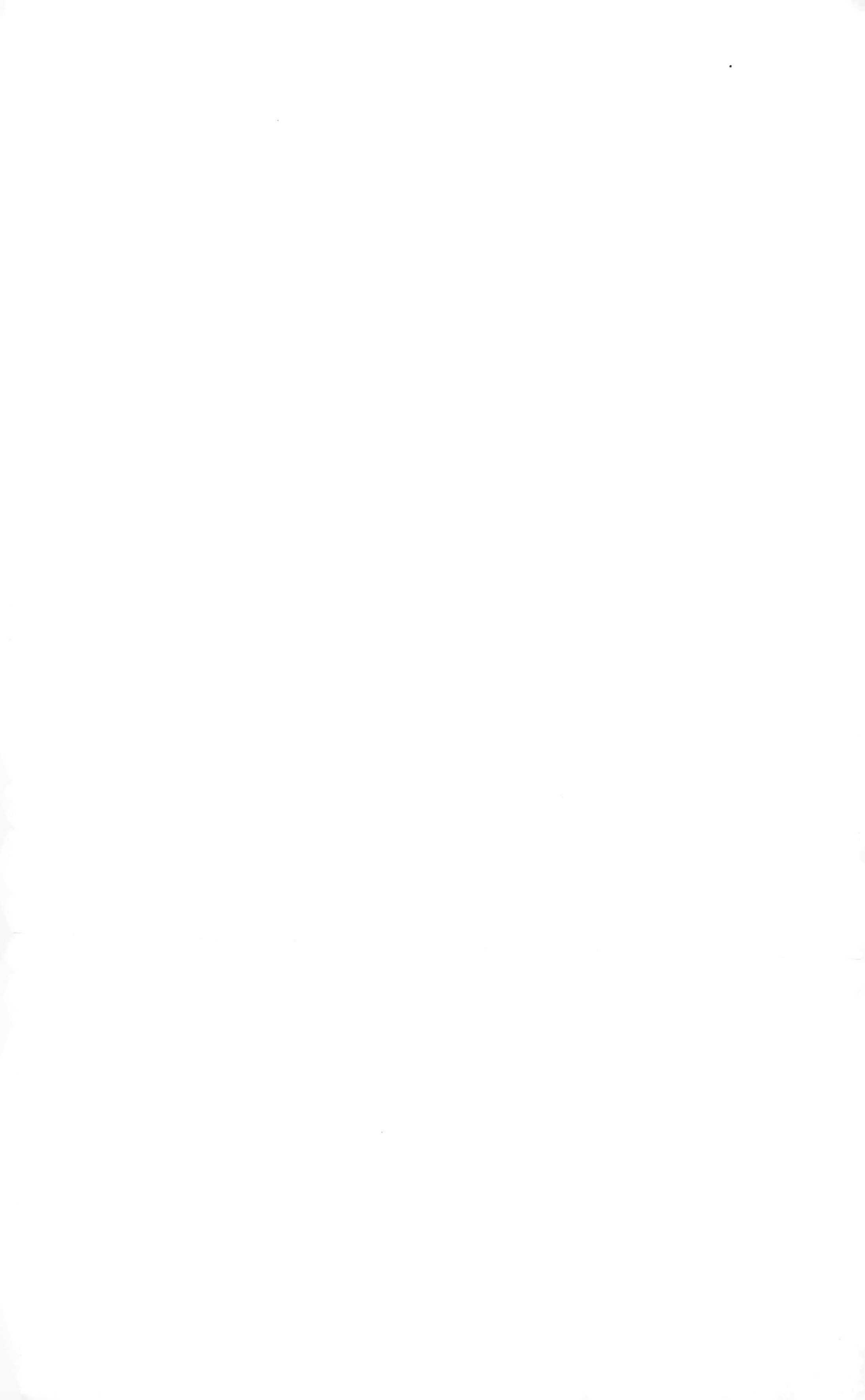

www.ingramcontent.com/pod-product-compliance
Ingram Content Group UK Ltd.
Pitfield, Milton Keynes, MK11 3LW, UK
UKHW021053120726
13693UKWH00006B/2594